MAURICE ARTHUS

A Belgrade

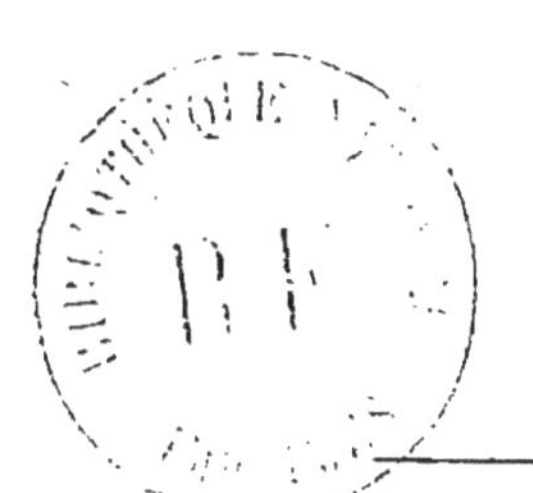

Extrait de *La Presse Médicale*
(N° 2, du 6 Janvier 1926).

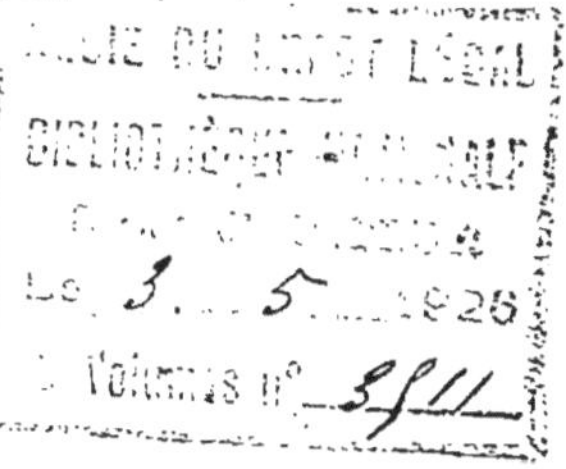

PARIS
MASSON ET Cie, ÉDITEURS
LIBRAIRES DE L'ACADÉMIE DE MÉDECINE
120, BOULEVARD SAINT-GERMAIN, 120

1926

MAURICE ARTHUS

A Belgrade

Extrait de *La Presse Médicale*
(N° 2, du 6 Janvier 1926).

PARIS

MASSON ET Cⁱᵉ, ÉDITEURS

LIBRAIRES DE L'ACADÉMIE DE MÉDECINE

120, BOULEVARD SAINT-GERMAIN, 120

1926

A Belgrade

Ayant passé six semaines à Belgrade, dans
l'intimité d'une famille médicale amie, j'ai pu voir
beaucoup de choses aussi remarquables qu'inté-
ressantes, dont quelques-unes méritent d'être
exposées en ce journal : ce sont celles qui tou-
chent à la Faculté de Médecine de Belgrade, d'une
part, à l'organisation de la médecine sociale,
d'autre part.

Belgrade possède l'une des trois Facultés de
Médecine du royaume des Serbes, Croates et
Slovènes : les deux autres sont à Zagreb et à
Ljubljana. Cette Faculté de Belgrade a été fondée
après la guerre, il y a cinq ans, et compte pré-
sentement près de 900 étudiants, soit environ
180 par année. L'installation de cette Faculté
s'est faite progressivement, par degrés, les ensei-
gnements étant institués à mesure que les premiers étudiants avançaient en scolarité, et cela a
permis de ne pas commettre ces fautes d'organisation qu'on rencontre partout où, rien n'existant
auparavant, on crée d'emblée un système com-
plexe d'enseignement. A Belgrade. grâce à la cons-
titution progressive de la Faculté, on a pu réaliser toutes choses rigoureusement adaptées aux
besoins de l'enseignement théorique et pratique,
et aussi, ce qui est capital, à la psychologie du

peuple serbe, et plus particulièrement des étudiants.

Durant les années de début, les laboratoires et instituts scientifiques ont été installés provisoirement, les uns à la Faculté des Sciences, plus anciennement constituée ; d'autres à l'hôpital militaire, d'autres, enfin, dans des annexes de l'hôpital civil ; provisoirement ne signifie, du reste, ni inconfortablement, ni misérablement, ni insuffisamment, car maintes Facultés, de par le monde, seraient heureuses de pouvoir disposer, à titre définitif, du provisoire de Belgrade. Ainsi, les professeurs ont pu faire, je ne dis pas des tâtonnements, mais des expériences d'orientation, qui leur permettent d'adopter en toute sûreté, pour les instituts définitifs, les dispositions, distributions, installations les plus favorables pour l'enseignement et pour la recherche dans les conditions qui entourent la vie scientifique à Belgrade. L'Institut d'anatomie pathologique et de pathologie générale, formidable construction d'un développement impressionnant et d'une organisation intérieure admirable, est en voie d'aménagement et à la veille de fonctionner. Il en est de même de l'Institut de physiologie, peut-être un peu moins gigantesque, mais tout aussi bien ordonné, tout aussi bien compris, tout aussi merveilleux, où tout a été minutieusement prévu et étudié, comme à l'Institut de pathologie, pour que les étudiants puissent tirer le plus large profit de l'enseignement théorique et pratique, et pour que les chercheurs puissent poursuivre leurs travaux dans les plus parfaites conditions de confort, d'hygiène et de technique. L'Institut d'anatomie normale, sortant de terre, s'élevait rapidement

en septembre; l'Institut d'histologie est actuellement mis en chantier. Qu'il me suffise de dire,
pour fixer les idées, que l'Institut d'anatomie
pathologique représente une dépense d'environ
8 millions de francs français, et que les autres
instituts coûteront chacun de 5 à 6 millions de
francs. Un très bel Institut d'hygiène s'élève à
côté des autres Instituts, mais il n'est pas universitaire : il dépend du Service d'hygiène de l'Etat;
l'Institut universitaire d'hygiène sera organisé
dans un avenir prochain.

, Il n'y a pas encore de Cliniques universitaires
indépendantes de l'hôpital civil; les installations
de celui-ci jouent, pour la partie médicale pro-
prement dite de la Faculté, le rôle que jouent les
Instituts provisoires pour la partie scientifique.
Les futures Cliniques universitaires, si l'on en
juge par l'audacieuse activité qui préside à l'organisation des Instituts scientifiques, ne tarde-
ront pas à se dresser à leur tour sur l'immense
terrain qui leur est réservé. Toutefois, la Clinique
ophtalmologique existe, dans un vieux bâtiment
qu'on a réparé et adapté aux besoins actuels, dit
modestement son directeur. Etonnante clinique,
dont on ne sait ce qu'il faut admirer le plus, de
l'adaptation parfaite des locaux et des installations techniques aux nécessités cliniques, de
l'insurpassable propreté, de l'ordre incomparable, de l'apparence tout à la fois artistique et
familiale de la maison entière, toutes qualités qu'il
convient d'attribuer à la vigilance du directeur et
de ses collaborateurs immédiats.

Les organisateurs de la Faculté de Médecine
de Belgrade songent à faire de leur maison tout
à la fois une Ecole de Médecine, concourant, avec

ses sœurs de Zagreb et de Ljubljana, à la préparation des futurs médecins du royaume, et un centre de recherches biologiques et médicales, pourvu de tous les locaux et de toutes les dispositions instrumentales nécessaires pour que le travail puisse se poursuivre très largement dans toutes les directions, et fournir la plus abondante moisson de résultats positifs. Ainsi s'explique tout naturellement la grandeur, je suis tenté de dire l'immensité des bâtiments, leur minutieuse distribution intérieure en vue de la recherche, et aussi la richesse des bibliothèques d'Instituts, chacune contenant des collections généralement complètes des périodiques en langues française, anglaise, allemande, correspondant à la discipline à laquelle appartient l'Institut.

Mais, me direz-vous, une Faculté ne vaut pas seulement par ses locaux, ses instruments et ses livres, elle vaut aussi et surtout par son personnel enseignant. Je suis un peu gêné pour vous parler de mes collègues de Belgrade individuellement, parce qu'ils sont sincèrement modestes et que ceux que j'ai pu le mieux connaître ne me pardonneraient pas de dire tout le bien que je pense d'eux : je me bornerai donc aux indications suivantes. J'ai été frappé d'abord de l'incomparable dévouement avec lequel ils ont longuement, minutieusement préparé l'édification de leurs Instituts, afin que rien n'y manque au point de vue des facilités et de la perfection technique de l'enseignement. J'ai été ensuite très vivement impressionné de constater avec quel désintéressement et quelle ténacité ils ont constitué eux-mêmes, là où il n'y avait rien, des collections d'enseignement, dont la richesse et la variété vont de pair avec l'incomparable valeur. Et, enfin, peut-être devrais-je dire et surtout, j'ai été ému de percevoir avec quelle longue et quelle paternelle patience ils font la délicate éducation psychologique, pédagogique et technique des assistants, leurs collaborateurs de demain, leurs successeurs d'après-demain. En regardant ces jeunes assistants serbes — beaucoup d'entre eux ont fréquenté les Universités françaises ou celles de la Suisse romande, comme étudiants et tous parlent notre langue, à peu près aussi bien que nous, sans accent à vrai dire, se contentant de lui donner plus de sonorité que nous, ce qui la rend plus harmonieuse. En regardant ces jeunes assistants serbes, auxquels leurs maîtres songent à partager avec eux le rôle capital d'éducateurs de leurs camarades plus jeunes, je ne pouvais pas ne pas admirer la finesse psychologique du corps professoral qui a su, sans errer, adopter d'emblée ce mode d'enseignement, que j'appellerais volontiers l'enseignement mutuel, et qui fleurit si merveilleusement chez nous dans l'enseignement clinique donné tout à la fois par les chefs de services et les internes des hôpitaux.

Je n'ai pas vu les étudiants en médecines serbes au travail, la Faculté étant en vacances lors de mon séjour à Belgrade, et je le regrette vivement, car les étudiants étant l'un des éléments constituants d'une Faculté, on ne peut juger entièrement celle-ci sans connaître ceux-là. Mais si je ne connais pas personnellement ces jeunes gens, je puis pourtant imaginer ce qu'ils sont : les étudiants ne sont-ils pas partout l'image de la classe cultivée du peuple auxquels ils appartiennent. Or, les

Serbes, tout au moins les Serbes de Belgrade, les seuls que je connaisse un peu, m'ont paru avoir avec nous, leurs amis de France, de singulières analogies d'esprit et de caractère, réserve faite de simples nuances. C'est dire qu'ils ne manquent pas de curiosité, ni d'imagination, ni d'intelligence réfléchie, ni de vivacité d'esprit. Ils sont ardents sans violence, francs sans rudesse, gais sans bruyante exubérance, spirituels sans ironie, enthousiastes à l'occasion et sérieux quand il le faut, volontaires sans fléchissement et optimistes sans défaillances. Si les choses se passent à Belgrade selon la loi de similitude que j'énonçais tout à l'heure, on peut féliciter les professeurs de la Faculté de Médecine de pouvoir semer la science médicale en un si merveilleux terrain.

Amis lecteurs, si, glissant sur le gris Danube, que vous descendiez avec lui vers les plaines de Roumanie, ou que vous en remontiez le cours, vous accostez au port ami, au pied de la citadelle blanche (telle est la signification du nom serbe Beograd), ne brûlez pas l'escale, je vous en conjure. Ou si, courant le long du rail, vous vous dirigez vers Athènes la Grecque ou vers la ville de Constantin, faites halte quand, après avoir traversé la Save, vous entrerez en Vieille Serbie, faites halte en gare de Belgrade. Du contact que vous prendrez avec nos confrères de là-bas, et de tout ce que mes éminents collègues vous montreront de leurs richesses scientifiques avec une simplicité et une bonne grâce parfaites, vous emporterez, en reprenant votre route, un délicieux souvenir.

***

Durant la guerre, les Serbes, sur une popula-
tion de 5 millions d'habitants en 1914 (le royaume
compte actuellement 12 millions d'habitants, en
grande majorité de races et de langues slaves,
Serbes, Croates, Slovènes), les Serbes ont perdu
1 million des leurs, 20 pour 100! dont 500.000
sont morts de maladies contagieuses. Aussi, la
paix étant instaurée, l'un de leurs premiers et
plus impérieux desseins fut d'entreprendre une
lutte méthodique, acharnée, contre les maladies
transmissibles, disons les maladies sociales, pour
réparer le mal de jadis et préparer au peuple un
avenir de force et de santé. Ce dessein a pu se
réaliser magnifiquement durant les cinq dernières
années, grâce à l'esprit d'initiative, d'audace, de
dévouement et d'abnégation dont a fait preuve
un groupe de médecins du royaume, travaillant
sous une direction unique, ferme et souple tout
ensemble, généreuse et prudente tout à la fois.

Il ne m'appartient pas de prendre position dans
la question (sur laquelle les médecins serbes dis-
cutent encore maintenant) de l'extension plus
ou moins grande du domaine de la médecine
sociale et des frontières qu'il convient de fixer
entre elle et la médecine des médecins prati-
quants; je n'ai ni la documentation, ni la compé-
tence médicale et psychologique nécessaires pour
le faire avec justice. D'ailleurs, quoi qu'on puisse
penser à ce propos, on ne saurait nier la grandeur
incomparable de l'œuvre entreprise sur le terrain
de la médecine sociale et menée avec cette furia

que nous avons tant admirée chez les soldats serbes durant la grande guerre.

Un homme s'est trouvé pour concevoir et organiser, pour diriger et maintenir, qui a su créer et canaliser un mouvement d'opinion, grouper autour de lui des collaborateurs de bonne volonté, l'admirant sans réserve et l'aimant passionnément, trouver les ressources matérielles nécessaires (et elles doivent être immenses) en locaux, en mobilier, en instruments scientifiques, en personnel secondaire, à une heure où la patrie, meurtrie par de longues années de guerre, a besoin de se concentrer pour assurer son relèvement général, un homme tout à la fois initiateur audacieux, administrateur rigoureux, réalisateur à la décision nette et rapide, adaptateur merveilleux. Avec quel plaisir j'ai pu l'entendre définir son œuvre, en tracer le plan général, en indiquer les réalisations variées et nuancées à l'infini, documenter exactement des auditeurs imparfaitement renseignés, justifier telle décision prise, telle orientation donnée, présenter des vues d'avenir, et, en tout cela, demeurer toujours l'homme modeste qui ne cherche jamais à tirer pour soi gloire ou vanité de tout ce qu'il a fait, mais aussi l'homme de foi, l'homme d'optimisme dont le clair regard, le geste vigoureux et la chaude parole engendrent la plus large, la plus totale, la plus admirative conviction.

Et voici ce qu'on a fait. Il y a cinq ans, on trouvait sur toute l'étendue du royaume, tel qu'il est aujourd'hui constitué, tout au plus 10 ou 12 institutions de médecine sociale, en général rudimentaires. C'étaient, si je suis bien renseigné, 2 instituts vaccinogènes, 4 ou 5 laboratoires

de bactériologie, 1 dispensaire pour le trachome,
2 ou 3 dispensaires antituberculeux, 1 dispensaire pour les enfants, et c'est tout. Depuis lors,
en cinq ans, je le répète, on a fondé dans tous les
coins et recoins du pays 250 institutions de médecine sociale : un grandiose Institut central
d'hygiène à Belgrade, dont l'inauguration se fera
tout prochainement, 6 Instituts épidémiologiques
et autant d'offices généraux d'hygiène, plus de
40 stations bactériologiques, 1 Institut antipalu-
dique central et environ 50 stations secondaires
pour la lutte contre la malaria, plus de 100 dispensaires pour la tuberculose, les maladies véné-
riennes, le trachome, les maladies de l'enfance,
environ 20 polycliniques scolaires, etc. Quelques-
unes, parmi ces institutions, sont de gigantesques
organisations : qu'il me suffise de noter que les
instituts centraux de Belgrade, de Zagreb et
de Skopje représentent une valeur d'au moins
25 millions de francs français, et que l'ensemble
des dépenses engagées pour ces créations en ces
cinq années a atteint près de 100 millions de
francs français dont la majeure partie a été
fournie par le budget de l'Etat, la fondation
Rockefeller apportant une contribution d'environ 10 pour 100.

Le paludisme étant actuellement le fléau le plus
grave sévissant dans le royaume et plus spécialement en Macédoine et en Dalmatie, c'est contre
lui qu'on a engagé le plus vigoureusement l'of-
fensive, sans négliger de combattre, dans les
départements moins atteints par la malaria ou
indemnes, les autres plaies sociales, — l'activité
des divers instituts locaux de médecine sociale
s'exerçant assez librement et de façon assez

souple pour s'adapter partout aux plus impérieuses nécessités du moment. Cette activité se manifeste sous trois aspects : on pratique l'hygiène préventive ; on traite les malades ; on fait l'éducation hygiénique du peuple.

C'est ainsi que, dans les régions à paludisme, on a entrepris des travaux de très large envergure pour assainir le pays en supprimant les petits marais, auxquels on substitue des puits maçonnés et cimentés, en drainant les terres, en nettoyant les fossés, etc., et pour combattre l'anophèle par le pétrolage des étangs, par la pulvérisation d'antiseptiques, dans les recoins des murailles et des masures où il peut se réfugier, ou par tous autres moyens efficaces. Des résultats heureux sont déjà indubitablement acquis en certaines régions particulièrement favorables ; d'autres suivront, et l'on espère avoir raison du paludisme en Dalmatie, et peut-être aussi en Macédoine, dans un avenir peu éloigné.

On traite les malades. Par exemple, dans tous les instituts antimalariques, et notamment à Belgrade, on recherche d'abord les paludiques et on précise le diagnostic par l'examen de la rate, du sang, etc., puis on applique le traitement à la quinine méthodiquement ordonné et minutieusement surveillé. La recherche des malades est d'ailleurs une des choses auxquelles les organisations de médecine sociale vouent, dans tous les domaines, leurs soins les plus empressés : c'est en cela que les polycliniques scolaires jouent un rôle de premier plan. Les enfants des écoles primaires et secondaires de Belgrade et de quelques autres villes doivent se présenter à intervalles réguliers à la polyclinique scolaire, où ils sont examinés au point de vue de la médecine générale d'abord, et ensuite au point de vue spécial de l'ophtalmologie, de l'oto-rhino-laryngologie, etc., par des spécialistes. Le médecin consultant consigne sur une fiche individuelle, qu'on conservera aux archives de la polyclinique scolaire, les caractéristiques physiques et éventuellement les tares ou les troubles pathologiques de l'enfant ; il donne à chacun d'eux en particulier s'il s'agit d'un enfant de l'enseignement secondaire, ou à ses parents, s'il s'agit d'un enfant de l'enseignement primaire, toutes indications hygiéniques ou médicales qui lui sont nécessaires pour sauvegarder ou recouvrer la santé, et éventuellement, il le revoit à intervalles rapprochés s'il a besoin de suivre quelque traitement régulier. Le médecin principal de la polyclinique scolaire choisit d'ailleurs parmi les enfants qu'il a examinés ceux qui seront envoyés dans les colonies de vacances du territoire ou dans les colonies maritimes de Dalmatie, pour y prendre, sous la constante surveillance d'un médecin, du poids si leur développement est insuffisant, des forces si leur état général n'est pas satisfaisant, etc., éventuellement dans les sanatoria antituberculeux, si quelque lésion suspecte, attribuable au bacille de Koch, a été décelée.

Enfin les organisations serbes de médecine sociale s'appliquent de toutes leurs forces à faire l'éducation hygiénique du peuple par les moyens les plus variés, — par les affiches illustrées, munies d'une courte, précise, claire et incisive légende (relative à l'hygiène de la grossesse, à l'alimentation du nouveau-né, à la destruction des anophèles, à la prévention antituberculeuse, à la

lutte contre l'alcoolisme, etc.), — par les bro-
chures et feuilles volantes traitant sommairement
des mêmes sujets, qu'on distribue chaque année
par centaines de milliers ; — par les conférences,
vivifiées de projections simples ou cinématogra-
phiques, dont on donne annuellement de 1.500 à
2.000 dans toutes les parties, même les plus re-
culées, du pays ; par les conseils individuels que
donnent les médecins des polycliniques et·dis-
pensaires et les visiteuses d'hygiène ; par la pratique de la stricte hygiène, qu'on impose aux
enfants dans les institutions de cure d'air, aux
jeunes filles dans les écoles ménagères, etc., faisant, par ricochet, de ces enfants et de ces jeunes
filles, des collaborateurs importants dans l'œuvre
d'hygiène populaire si vigoureusement menée.

Quand j'aurai ajouté que des groupes d'étudiants en médecine visitent minutieusement pendant les vacances universitaires, sous la direction
des organisateurs de la médecine sociale, la Dalmatie, la Macédoine, et les autres parties du pays
où la lutte pour la santé est la plus impérieuse et
le plus ardemment engagée, afin qu'ils puissent
connaître les nécessités de cette lutte, voir fonctionner les établissements déjà créés et juger des
résultats aujourd'hui acquis, — et que des écoles
de visiteuses d'hygiène fonctionnent à Belgrade
et à Zagreb pour préparer de jeunes femmes au
rôle de conseillères d'hygiène qu'elles auront à
remplir dans les villages où on les installera,
écoles de visiteuses d'hygiène, dont les élèves
pourvues d'une forte préparation scolaire générale sont spécialement formées en vue de leur
future mission par un stage de quatre années, —
peut-être comprendra-t-on l'énormité de l'effort

pour la santé qu'on a accompli, peut-être admirera-t-on, comme il convient, ces hommes qui en cinq ans ont fait tout cela dans le royaume des Serbes, Croates et Slovènes.

Qu'il me soit permis enfin de présenter à mes lecteurs une petite fleur française poussée dans le jardin serbe, la Goutte de lait française de Belgrade, Kap Mleka, dirigée par un de nos compatriotes, dont j'ai eu grand plaisir à admirer la vigilance éclairée et le sympathique sourire dans l'exercice de son activité bienfaisante.

La Goutte de lait de Belgrade est une polyclinique donnant assistance médicale et matérielle aux mères et aux nourrissons, consultant les mères et vulgarisant l'hygiène du premier âge, exerçant un contrôle médical sur les nourrissons, distribuant du lait stérilisé, pratiquant les vaccinations, etc.

Et je ne connais rien de plus touchant que la pensée qui a présidé à la création de cette maison française sur terre serbe : à nos frères serbes, qui ont été deux fois décimés (au sens exact du mot) par la guerre et par les épidémies, la France a voulu apporter, en une modeste mesure peut-être, mais de tout son cœur, une aide, un appui pour la restauration de la race généreuse qui a étonné le monde par son héroïsme durant les années d'horreur, et qui l'étonne aujourd'hui par sa puissante vitalité.

J'ai entendu dire, pendant que j'étais à Belgrade, que la Goutte de lait, dont tous apprécient le rôle humanitaire, pourrait voir son avenir compromis, si les secours matériels qui lui viennent d'Occident étaient quelque jour diminués ou suspendus. Si j'avais l'oreille de qui vous savez, je ne manquerais pas de plaider vigoureusement auprès d'eux la cause de la Goutte de lait française de Belgrade ; et si je ne réussissais pas dans cette entreprise, je m'adresserais à vous, mes chers lecteurs, et je vous demanderais de soutenir notre compatriote, grâce auquel un beau geste français a été fait, une bonne action française a été accomplie chez nos bons amis des rives de la Save et du Danube, faisant vôtre cette devise : « Je maintiendrai », comme vous fîtes vôtre pendant la guerre cette autre devise : « Je tiendrai ».

Paris. — L. Maretheux, impr., 1. rue Cassette. — 15194.

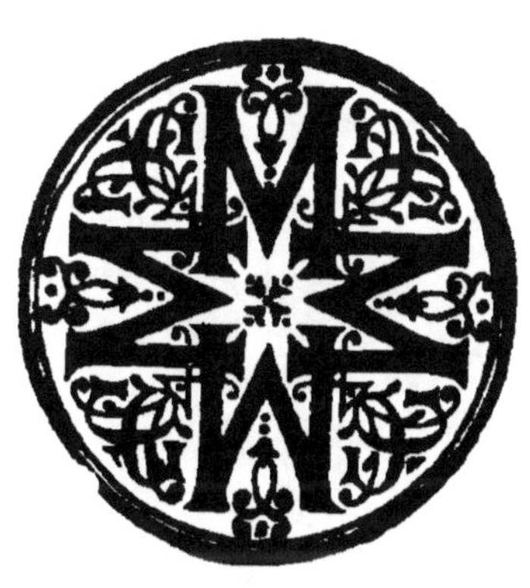